AF609956

# NOTICE

SUR LA

# FIÈVRE PUERPÉRALE.

# NOTICE

## SUR LA

# FIÈVRE PUERPÉRALE,

OU

## PÉRITONITE DES FEMMES EN COUCHE;

PAR Jn-Gd REY,

*Docteur en Médecine de l'ancienne Faculté de Paris, ancien Chirurgien aux armées des Alpes et d'Italie, ex-Médecin de l'Hôpital de Châtillon-sur-Chalaronne, Membre de la Société d'Agriculture et d'Emulation du Département de l'Ain, etc.*



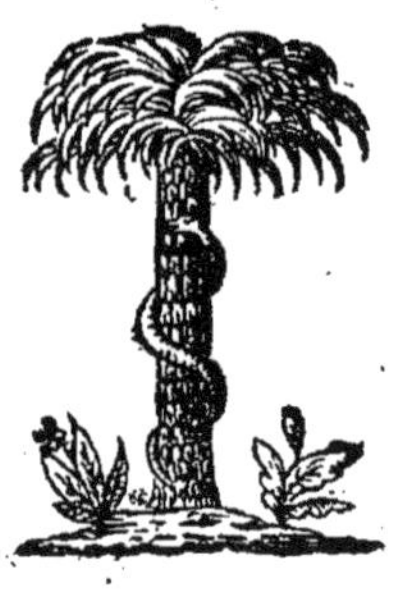

ELBEUF.

NOVEMBRE 1824.

Rouen. Imp. D'EMILE PERIAUX Fils aîné, rue Percière, n° 26.

# FIÈVRE PUERPÉRALE.

LA fièvre puerpérale, maladie très-grave, qui est particulière aux femmes en couche, peut se manifester au moment où l'on s'y attend le moins (1); elle peut être d'autant plus funeste, que quelquefois peu sensible dans le principe et masquée sous l'apparence d'une indisposition légère, elle est méconnue, et résiste ensuite au traitement qui lui est propre, lorsqu'il est employé trop tard (2).

Si dans le cours de la vie, la compagne de

(1) Cette fièvre se déclare le plus ordinairement du deuxième au cinquième jour, et peut même survenir à toute autre époque de l'allaitement. PINEL, *Nosog. philos.*

(2) Il est bon de dire que c'est dès le premier instant que le traitement doit être administré. Quelques heures plus tard, pour l'ordinaire, il n'est plus temps. *Mémoire sur la Méth. de* DOULCET, *dans le Tr. de la Fièvre puerp^e., imprimé par ordre du Gouvernement.* -- 1782.

M^me B*** en est un exemple frappant !........ Ce serait peut-être le cas de rendre compte ici de la conduite de l'OFFICIER DE SANTÉ qui l'a accouchée, et d'indiquer les obligations et la responsabilité que la loi lui impose....... Mais : *Testor Apollinem medicum, etc., omnem injuriam, omne genus turpitudinis evitaturum.* Jusjurand. HIPPOCR. Je m'engage à la face des Dieux, pour remplir les devoirs du vrai médecin, de ne jamais employer l'injure, et d'éviter tout sujet de scandale.

l'homme a des droits incontestables à ses égards et à ses soins, il est une circonstance majeure où celui-ci doit redoubler de prévenance et de sollicitude; c'est lorsqu'elle vient de le rendre père. Il ne suffit pas alors qu'elle soit délivrée du fardeau précieux qu'elle portait dans son sein; que le nouveau né, si ardemment désiré, ait, par ses cris, fait succéder les larmes de la tendresse à celles de la douleur; que la mère enfin paraisse dans l'état le plus satisfaisant après de longues souffrances; il faut encore que tous ceux qui l'entourent apportent la plus grande attention pour le régime que devra suivre l'accouchée, s'ils ne veulent pas l'exposer à être atteinte par le fléau que je me propose de signaler.

Ce n'est point pour les gens de l'art que je vais esquisser ce faible tableau: ainsi que moi, ils ont puisé aux mêmes sources; je n'ai pas non plus la sotte prétention de dire quelque chose de nouveau : ne sait-on pas que depuis long-temps nous sommes réduits à glaner servilement dans le vaste champ de l'expérience, sur les pas de nos devanciers (1)? Mon but est de prémunir le public contre cette ma-

(1) *Quidquid agimus, scribimus, excogitamus, id non est novum, sed veterum inventis addimus tantùm, atque amplificamus. BALLONII opera.* Est-il rien de neuf dans notre manière de procéder, dans nos écrits et dans nos pensées? A peine ajoutons-nous quelque chose à ce que nos pères trouvèrent avant nous.

ladie terrible, et de mettre chaque époux dans le cas de pouvoir bien distinguer *l'homme qui sait de l'homme qui ignore*, et de porter un jugement sain sur ceux aux soins desquels il aura confié le sort de ce qu'il doit avoir de plus cher au monde.

Sans entrer dans aucun détail sur les diverses théories touchant la nature de la fièvre puerpérale, ses causes et le résultat de l'autopsie des femmes qui en ont été les victimes, je vais me borner à en tracer les SIGNES, et indiquer le TRAITEMENT conseillé par les auteurs et les praticiens les plus recommandables.

## SIGNES.

Les symptômes qui caractérisent l'existence de la fièvre puerpérale sont: frisson plus ou moins long, nausées (envies de vomir), avec ou sans vomissement, langue ordinairement humide et chargée d'un enduit épais, tantôt blanc, tantôt d'un jaune verdâtre, puis douleur à l'abdomen (le ventre), affaissement des mamelles, météorisme, suppression des lochies, ou leur écoulement ordinaire, respiration gênée, pouls accéléré, petit et concentré, constipation ou diarrhée, *decubitus* (coucher) sur le dos, et impossibilité de se placer sur l'un ou l'autre côté (1).

(1) DOULCET, Mémoire déjà cité, et PINEL, Nosog. phil.

## TRAITEMENT.

### *Péritonite simple.*

Lorsqu'il n'existe que les symptômes de la *péritonite simple*, ce qui est infiniment rare (1), ou si cette phlegmasie (inflammation) se trouve compliquée d'une gastro-entérite (inflammation de l'estomac et des intestins) très-vive, le traitement doit consister dans l'emploi des anti-phlogistiques, tels que : boissons délayantes et adoucissantes, potions légèrement calmantes, lavements émollients, saignées, sangsues, vésicatoires volants ou à demeure, synapismes (moutarde); moyens généraux que le Médecin emploie et dont il dirige l'application selon les circonstances; enfin la diète la plus sévère.

### *Péritonite des Femmes en couche.*

Cette maladie se présente presque toujours accompagnée d'un embarras gastrique et intestinal (premier degré de la fièvre bilieuse); dans cet

---

(1) *Horum omnium memor, solennem puerperarum febrim rarissimè inflammatoriam arbitror.* STOLL, *ratio medendi.* Tout bien réfléchi, je pense que la fièvre puerpérale est très-rarement *inflammatoire.*

état (1), pour être combattue avec avantage, *elle exige impérieusement l'administration d'un vomitif;* mais comme l'ignorance, et souvent la pusillanimité repoussent ce moyen énergique, et se permettent de *censurer* le médecin qui l'a employé, en dénonçant à l'opinion publique ce médicament comme *très-dangereux et devant procurer la mort,* je vais prouver que, non-seulement il n'est pas nuisible, *mais qu'il est démontré que c'est le seul remède*, DONNÉ A TEMPS, *qui puisse sauver les infortunées attaquées de la fièvre puerpérale.*

Ce que je vais citer à l'appui de cette assertion est extrait d'un MÉMOIRE SUR LA MALADIE DES FEMMES EN COUCHE à l'Hôtel-Dieu de Paris, et la Méthode de traitement de DOULCET, Docteur-Régent de la

---

(1) *Emeticis ergò, si qua horum necessitas fuerat, aut purgantibus liberaliter usus sum, et absque metu, cum horum auxilio, quæ tunc ex populari biliosa febre decubuerunt, citò atque citrà ambages sanarentur.* STOLL, pag. 99, tom. VII. J'administrai *largement, et sans aucune crainte,* l'émétique ou les purgatifs suivant l'indication; et, à l'aide de ce traitement, les femmes en couche, qui à cette époque étaient atteintes de la fièvre bilieuse, recouvrèrent la santé très-promptement, et n'éprouvèrent point de rechute.

L'ipécacuanha administré avec tant de succès à l'Hôtel-Dieu de Paris, paraît n'avoir réussi que parce qu'il y avait une complication gastrique. ROBERT, nouv. Élém. de Médec.-Pratique. -- 1805.

faculté de Paris, l'un des Médecins de l'Hôtel-Dieu, ainsi que du RAPPORT qui fut fait et publié en 1782, par ordre du gouvernement.

## § I. MÉMOIRE.

» Dès la première apparition des symptômes, il » faut donc ne pas perdre un instant, et adminis- » trer l'ipécacuanha à la dose de quinze grains don- » nés en deux prises, à une heure et demie d'in- » tervalle : après l'effet de ce remède, passer tout de » suite à l'usage d'une potion huileuse, composée de » deux onces d'huile d'amandes douces, d'une once » de syrop de guimauve, et de deux grains de ker- » mès minéral, que l'on fait prendre par cuillerée. » Le lendemain, malgré la diminution des symptô- » mes, il faut recommencer à donner l'ipécacuanha, » et ensuite la potion de la même manière; à plus » forte raison, s'ils persistent encore avec la même » intensité (1), ce qui est fort rare, *quand il a* » *été donné à temps*. On a quelquefois été obligé » d'y recourir jusqu'à trois et quatre fois, lorsque

---

(1) Après avoir conseillé divers moyens dans le cas des vidanges supprimées, § III, ASTRUC ajoute : Si l'on voyait que ces remèdes ne réussissent pas, je crois qu'on pourrait donner à la malade, *sans danger*, une prise d'ipécacuanha en poudre, de douze ou quinze grains, pour vider l'estomac. Mal. des femmes, tom. IV, pag. 263. -- 1770.

» le ventre restait toujours météorisé et douloureux,
» et que le pouls ne se relevait pas.

» Parmi les émétiques, l'ipécacuanha paraît convenir de préférence (1); ses effets sont tels, qu'il » mérite à juste titre le nom de *spécifique* en ce » cas, *lorsqu'il est donné à temps* (2).

» Quelques observations, rares à la vérité, et » faites depuis l'emploi de la méthode indiquée, » ont démontré qu'il fallait y recourir encore, lors » même qu'on avait perdu quelques heures, et que » le vrai temps de donner l'ipécacuanha avec sûreté » était passé. Un petit nombre d'événements heureux en a justifié l'usage en ces malheureuses circonstances. (3).

---

(1) CORVISART préférait le tartre émétique; une dame accouchée ayant refusé de le prendre d'abord, et s'y étant décidée quelques heures après ( douze ou quinze heures ), ce célèbre praticien dit : Qu'elle pouvait le prendre, mais que c'était trop tard...... elle mourut!

(2) STOLL n'ayant donné des soins à une femme que le septième jour après son accouchement, la fit vomir ce jour là et le huitième; à la fin du neuvième elle n'était plus!...... *Hist. Morbi XXX, Feb. puerp. tom. VII.*

(3) *Extremis morbis, extrema exquisitè remedia optima sunt.* APH. HIPP. Lorsque le malade est à toute extrémité, les remèdes les meilleurs à employer sont les remèdes extrêmes. D'ailleurs un médecin sage et humain, quelque pénétré qu'il soit de l'inutilité d'un moyen dans un cas désespéré, doit toujours agir comme si la guérison était pos-

» Cette méthode n'a pas seulement réussi entre » les mains de M. DOULCET, elle a eu un égal suc- » cès administrée par Messieurs les Médecins de » l'Hôtel-Dieu, qui lui ont succédé dans le dépar- » tement des femmes en couche. Déjà ces observa- » tions, infiniment précieuses, ont été confirmées » successivement par trois de ses confrères, qui se » sont fait un devoir de suivre le plan qu'il avait » tracé. Ils n'y ont fait que quelques *additions* (1) » que les circonstances particulières ont exigées; » *additions* qu'il est impossible de décrire, et dont » les Médecins seuls peuvent reconnaître l'utilité.

» *Signé* DEJEAN, MAJAULT, MONTABOURG,
» DANIÉ, SOLIER, MALLET, DUHOME,
» PHILIP, *Médecins-Pensionnaires de*
» *l'Hôtel-Dieu.* »

---

sible; et ce n'est que pour l'enfer que le DANTE put faire son inscription : *Lasciate ogni speranza, voi ch' intrate......* Abandonnez tout espoir, vous qui franchissez le seuil de l'enfer.....

(1) C'est ainsi que l'illustre PINEL conseille l'ipécacuanha à petites doses, pour débarrasser les premières voies; et lorsque le dévoiement est trop violent, un mélange de quelque poudre amère et tonique, avec un sel laxatif, ou bien quelques grains de rhubarbe entremêlée avec un calmant. ROBERT dit aussi que l'usage de l'ipécacuaha peut en être continué à petites doses.

## § II. Rapport.

La commission, après avoir décrit la maladie et ce qui avait déterminé M. Doulcet à donner l'ipécacuanha sur-le-champ, s'exprime en ces termes :
» Eclairé par un succès si inattendu, M. Doulcet
» sentit l'importance du moment et la nécessité de
» le saisir, sans laisser à l'engorgement le temps de se
» former tout-à-fait; la Maîtresse Sage-Femme, aux
» soins de laquelle sont confiées les femmes en cou-
» che, fut chargée de l'administration de ce remède :
» jour et nuit, à quelqu'heure que les premiers symp-
» tômes de l'invasion se fissent apercevoir, elle
» donnait l'ipécacuanha : par-tout le succès fut le
» même ; et en quatre mois, pendant lesquels l'épi-
» démie régna avec fureur, près de deux cents
» femmes furent rendues à la vie ; cinq ou six seu-
» lement, qui toutes avaient refusé de prendre le
» vomitif, furent les victimes de leur obstination. »
» On trouve les émétiques (1) et les purgatifs or-

(1) *Eâdem methodo, purgante, videlicet, vel emetico, atque etiam eâdem felicitate, antequàm in herbam prorumperent, radicitùs exscissi.* STOLL, tom. II, page 50. Avec cette même méthode, je veux dire les purgations ou l'émétique, selon le cas, j'ai détruit entièrement, et toujours avec le même bonheur, cette maladie (fièvre puerpérale), quand elle n'était encore qu'à son début.

» donnés au commencement de la maladie, dans les » ouvrages de DENMAN, MANNING, GEAKE, WHITE ET » SLAUGHTER, et dans les observations de M. DOU- » BLET; WHITE, sur-tout, et DENMAN, insistent sur » l'usage de l'ipécacuanha, non-seulement donné au » commencement, mais répété plusieurs fois et aussi » long-temps que les symptômes paraissent résister à » l'action des remèdes; et M. SIGAULT a observé » que le tartre stibié et l'ipécacuanha ont fait revenir » le lait aux mamelles, arrêté le dévoiement, et » rétabli les lochies dans leur état naturel.

» Quoiqu'il en soit, il est sûr qu'une maladie aussi » prompte, aussi généralement funeste que celle de » l'Hôtel-Dieu, qui laisse aussi peu de temps à la » réflexion, aussi peu d'espoir au Médecin, guérie » par une méthode aussi simple que celle employée » par M. DOULCET, et dont les succès paraissent » aussi sûrs et aussi constants, est un de ces phéno- » mènes rares qui font époque en médecine, et que » ce service rendu à l'humanité souffrante, doit » honorer à jamais la mémoire d'un citoyen modeste » et vertueux, qu'une mort prématurée vient d'en- » lever aux justes témoignages de la reconnaissance » publique.

» Au Louvre, le 8 Septembre 1782.

» *Signé* DE LASSONE, GEOFFROY, LORRY,
» MAUDUYT, VICQ-D'AZYR, JEANROI,
» HALLÉ. »

---

Qu'il me soit permis, maintenant, de joindre à des autorités aussi respectables, le nom de J$^{n}$-M$^{ie}$ Delorme, décédé septuagénaire, Docteur distingué du département de l'Ain, Auteur de la Topographie médicale de l'arrondissement de Trévoux, ancien Magistrat, etc., etc., etc. Pendant près de quinze ans que j'ai eu le bonheur d'exercer la médecine sous ses auspices, j'ai vu constamment la méthode de Doulcet lui réussir dans une contrée (Bresse) où la fièvre puerpérale est malheureusement trop fréquente.



---

www.ingramcontent.com/pod-product-compliance
Ingram Content Group UK Ltd.
Pitfield, Milton Keynes, MK11 3LW, UK
UKHW020412250726
13967UKWH00006B/2604

9 782011 905925